Gesund und schlank trotz Herbst und Winter:

Der richtige Weg zu natürlicher Schönheit

Manuela Aberger

Gesund und schlank trotz Herbst und Winter

Der richtige Weg zur Traumfigur

Impressum:

Bibliografische Information der Deutschen Nationalbibliothek:
Die Deutsche Nationalbibliothek verzeichnet diese Publikation in der Deutschen Nationalbibliografie; detaillierte bibliografische Daten sind im Internet über http://dnb.dnb.de abrufbar.

© 2013 Manuela Aberger

Bilder von: www.bilderbox.com

Herstellung und Verlag: BoD – Books on Demand, Norderstedt

ISBN: 9783732257225

Inhalt

„Diejenigen, die denken, dass sie keine Zeit für körperlichen Übungen haben, werden früher oder später Zeit für Krankheiten finden müssen. " (Ein Zitat von Edward Stanley)

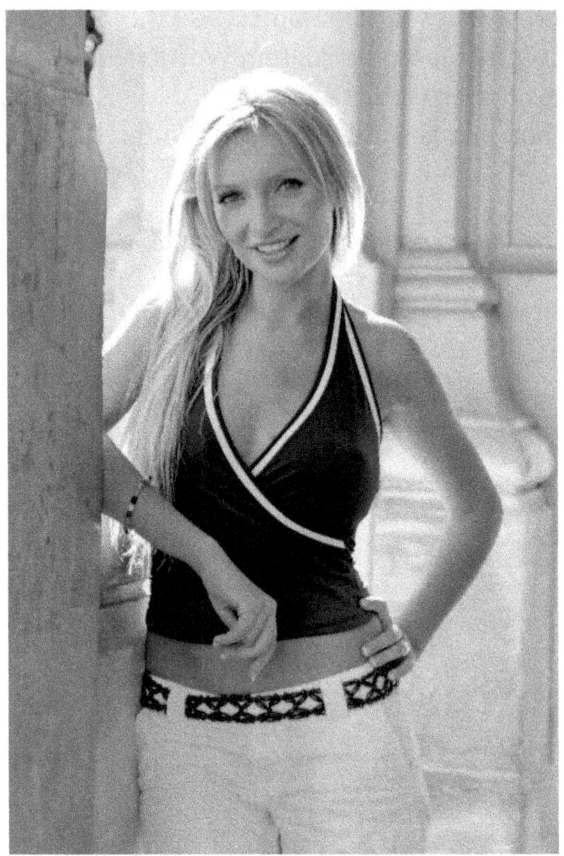

Abbildung 1 Sie wollen auch im Winter schlank und gesund aussehen? Dann sollten Sie ein paar Geheimtricks kennen lernen!

1. Einleitung

Müdigkeit und Lustlosigkeit beherrschen Ihre Gefühlswelt? Der Sommer geht vorüber, es wird wieder kalt, und als ob es mit dem Wohlbefinden nicht schon schlimm genug wäre, machen uns drei weitere Faktoren zu schaffen: unsere Haut, die Figur und, was noch ein bisschen schlimmer ist, unsere Gesundheit.

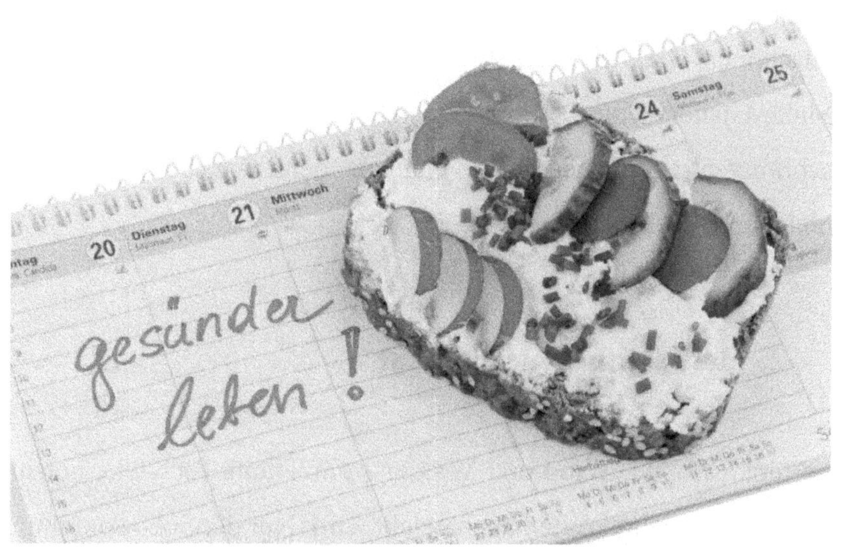

Abbildung 2 gesunde Ernährung ist wichtig für Ihre Figur, Ihre Haut und Ihre Gesundheit.

Spätestens jetzt ist klar, dass der Herbst vor der Tür steht und der Winter sicherlich auch nicht viel besser wird. Die Haut wird immer stärker strapaziert, Jogging kommt bei schneidendem Wind oder gar Schnee erst recht nicht infrage und eine Erkältung jagt die nächste. Es scheint aussichtslos, viele haben sogar Angst vor einem Dauerzustand mit Infektionen und Unwohlsein. Der Herbst und der Winter bieten so viel Schönes, doch die meisten sehen der kalten Jahreszeiten mit Angst und Schrecken entgegen. Viele verbinden diese Zeit mit Krankheit, mit Gewichtszunahme und mit einer unschönen Haut, die schuppig und gerötet ist. Da helfen weder Make-Up noch eine Diät, im Gegenteil: sie scheinen alles nur noch schlimmer zu machen. Kann man da denn wirklich überhaupt nichts machen?

2. Herbst Blues für die Haut

Sommer, Sonne, Wind und Wasser - ein Traum für viele, der in den warmen Jahreszeiten auch gelebt wird. Nur der Schock kommt schneller als man denkt, nämlich spätestens im Herbst werden die meisten großen Schreckens einsehen, dass sie ihrer Haut zu viel zugemutet haben.

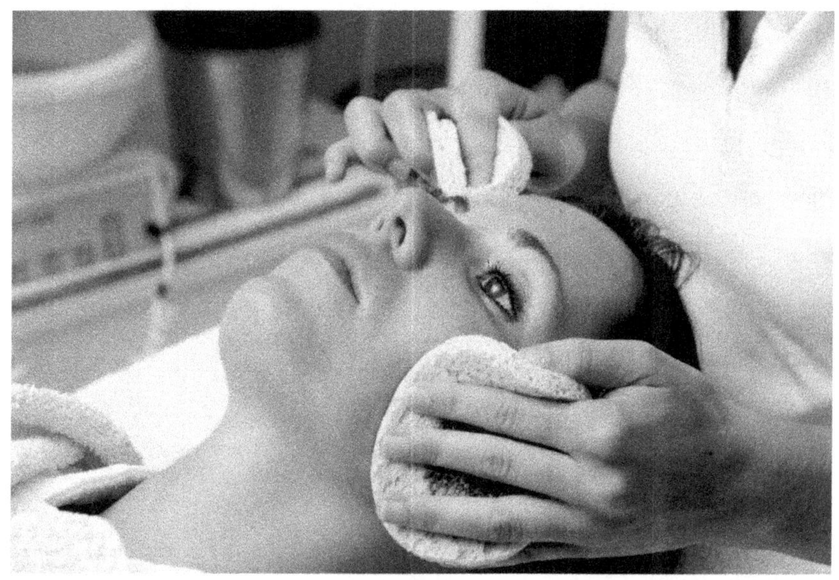

Abbildung 3 Ihre Haut braucht regemäßig Pflege, um wieder strahlen zu können.

Ein enormer Feuchtigkeitsverlust ist in der Urlaubszeit schon nahezu normal für unsere Haut geworden, sehr zu deren Leidwesen. Trockenheitsfältchen bis hin zu starken Verhornungen sind keine Seltenheit und zeigen sich meist ab dem Herbst. Tut man nichts dagegen, wird das Hautbild im Winter noch mehr strapaziert und erholt sich vielleicht das ganze Jahr nicht mehr. Wichtig ist nun eine gezielte und ausgiebige Pflege, denn es muss einiges an Schaden wieder wett gemacht werden, der im Sommer angerichtet wurde.

Ganz wichtig ist es aber ebenfalls, den aktuellen Zustand der Haut zu überprüfen, bevor man mit der Pflege beginnt. Denn die beste Pflege bringt leider überhaupt nichts, wenn unsere Haut im Moment etwas ganz anderes nötig hat. Und die Bedürfnisse unserer Haut verändern sich ständig. Jede Jahreszeit birgt andere Strapazen für unser größtes Organ mit sich, jede Sitzung im Solarium, jede Stunde am Strand oder im Haus sorgt für eine Veränderung des Hautbedürfnisses. Erkennt man selber die verschiedenen Bedürfnisse der Haut nicht, so ist es ratsam, einen Facharzt oder eine Kosmetikerin zu befragen, damit man direkt mit der richtigen Pflege beginnen kann. Gerade wenn die eigene Haut Neigung zu Ekzemen oder Hautentzündungen aufzeigt, sollte man die Hautanalyse nicht eigenständig durchführen.

Da brennende, schuppige und auch gerötete Haut nicht bloß unserem Aussehen, sondern auch unserem Wohlbefinden schadet, sollte man mit der Pflege frühestmöglich beginnen. Schließlich muss die Haut zusätzlich noch auf den Winter vorbereitet werden, hier helfen hautphysiologische Strukturcremes. Diese unterstützen die natürlichen Hautfunktionen, indem sie Barrierestrukturen der Haut schneller regenerieren lassen.

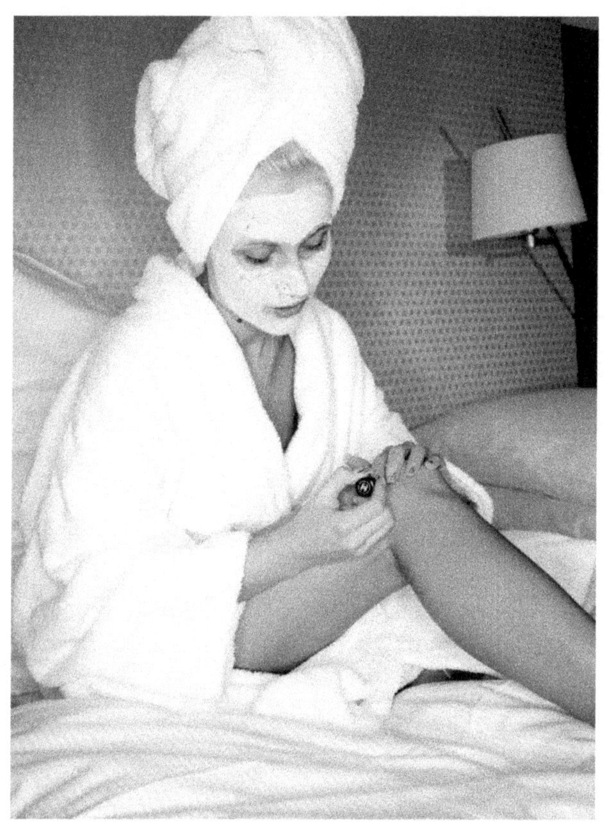

Abbildung 4 Tun Sie Ihrer Haut etwas Gutes, indem Sie hautberuhigende Stoffe auftragen.

Hautberuhigende und innovative Wirkstoffe, die auf den jeweiligen Hauttyp abgestimmt sein müssen, beugen der Überempfindlichkeit vor beziehungsweise lindern eine solche. Benötigt die Haut einen großen Zuwachs an Feuchtigkeit, so empfehlen sich vor allem Cremes, die mit Hyaluronsäure versetzt sind. Diese sind aber keineswegs für die junge Haut geeignet, Frauen unter 30 sollten auf jeden Fall auf eine gute Feuchtigkeitscreme zurückgreifen und diese bei jeder Gelegenheit verwenden. Mindestens jedoch einmal morgens und abends.

Wem das noch zu wenig ist, der kann seiner Haut einmal im Monat eine milde Maske gönnen. Eine Maske ist in den kalten Jahreszeiten um einiges sinnvoller als ein Peeling, denn ein solches entfernt zwar lästige Hautschuppen, sorgt aber gleichzeitig dafür, dass unsere Haut noch sehr viel mehr strapaziert wird. Nützlich können auch leichte Ampullen sein, jedoch keine, die gegen Hautunreinheiten vorgehen, diese sind für die angegriffene Haut zu stark und sorgen ebenfalls für mehr Zerstörung als dass sie dem Regenerationsprozess helfen würden.

Auf jeden Fall sollte man seine Gesichtshaut vor jeder Pflege ausgiebig massieren. Dies ist zum einen einfach angenehm, zum anderen fördert es die Durchblutung und hilft dabei, die Wirkstoffe besser in die Haut schleusen zu können.

Ist die Haut stark schuppig und will man ganz und gar nicht auf ein Peeling verzichten, so sollte man sich unbedingt in der Drogerie, beim Hautarzt oder bei der Kosmetikerin beraten lassen. Ein sanftes Peeling sollte meist möglich sein, aber auch nicht zu oft, schließlich soll die Haut ausreichend Zeit für die Regeneration erhalten und sich optimal auf den Winter vorbereiten können.

Auf jeden Fall sollte man sich in den kalten Jahreszeiten mindestens einmal im Monat einen Wellnesstag mit einem Aromaölbad und einer Gesichtsmaske gönnen. Dies tut der Haut gut, genauso wie dem Wohlbefinden und hebt die Laune an, der Herbst Blues hat dann sicher keine Chance mehr.

Doch neben einer speziellen Pflege und ausreichend Auszeiten für uns und unsere Haut gibt es noch ein paar allgemeine Punkte, die jeder berücksichtigen kann, um seiner Haut zu helfen. Neben der Herbstluft macht der Haut nämlich auch die trockene Heizungsluft zu schaffen. Wichtig wäre also, wenn man die Heizung nicht runter drehen und frieren möchte, dass man regelmäßig lüftet. Das soll nicht heißen, dass man die Fenster eine halbe Stunde aufreißen soll, sondern vielmehr dass man die Heizungen in regelmäßigen Abständen ausdreht und die Fenster für fünf Minuten öffnet - das wirkt Wunder.

Zu heißes Baden oder zu häufiges Duschen, der wohligen Wärme wegen, sorgen zusätzlich für Hautirritationen. Es ist ratsam, auch hier zu kontrollieren, ob der fünfte Duschgang heute wirklich sinnvoll ist oder ob man sich nicht lieber in eine flauschige Fliesdecke wickeln möchte.

Weiterhin reichten Fluide oder Gele vielleicht im Sommer aus, doch ab dem Herbst benötigt die Haut eine reichhaltigere Pflege - egal welcher Hauttyp. Vitaminhaltige Pflegeprodukte und fetthaltige Produkte dürfen nicht vergessen werden. Denn unsere Haut benötigt nicht ausschließlich Feuchtigkeit, sonst saugt diese nur schnell ein und verlangt nach mehr, jedoch nicht nach mehr Feuchtigkeit, sondern nach mehr Nährstoffen oder Fetten.
Dies zu bemerken ist ganz wichtig, denn zu viel Feuchtigkeit tut unserer Haut auch nicht gut.

Auch auf die Lippen sollte nun geachtet werden. Damit diese nicht zu trocken oder gar spröde werden, sollte immer eine Lippenpflege, egal ob in Form einer Creme oder Roll On, verwendet werden. Und das spätestens einmal dann, wenn ein Spannungsgefühl zu bemerken ist.

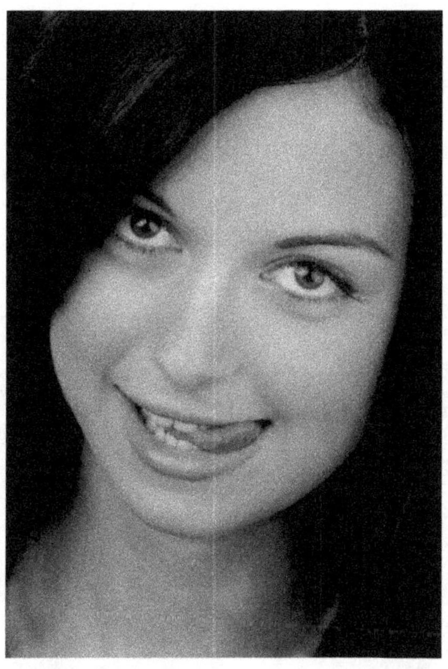

Abbildung 5 Eine ausgiebige Pflege der Lippen ist wichtig, damit sie nicht trocken und spröde werden. Das ist nicht nur unangenehm, sondern sieht auch nicht schön aus.

3. Sport ist Mord - bei kaltem Wetter?

Sich aufzuraffen um joggen zu gehen, der lange Weg ins Fitnessstudio und sogar der Weg bis zu den Sportschuhen ist für viele ein langer und immer länger werdender. Kein Wunder also, dass man sich gerade in den kalten Jahreszeiten, wenn das Atmen langsam schwer wird und teils sogar schneidend sein kann, nicht dazu aufraffen mag, Sport zu treiben. Die Motivation geht dem Nullpunkt entgegen. Lieber eine Tasse Kakao vor dem Fernseher genießen und passend dazu eine Schokotorte, warum eigentlich nicht? Schließlich ist ja sowieso bald Weihnachten und die Kuchen und Plätzchen wollen auch probiert werden.

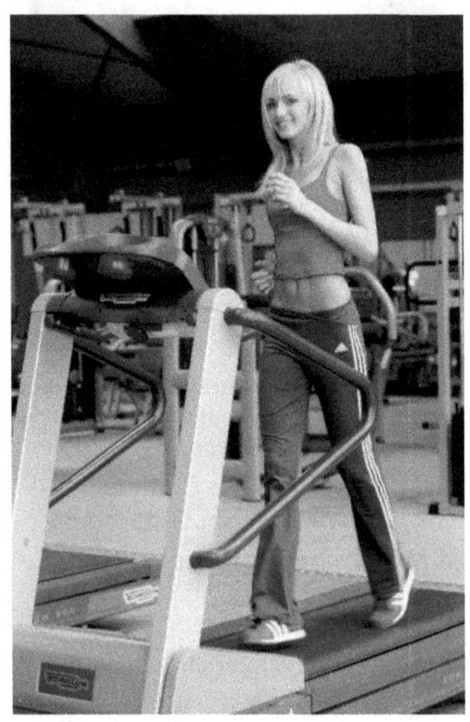

Abbildung 6 Im Winter tendieren viele Menschen dazu, nicht ins Fitnessstudio zu gehen. Dabei wäre das doch so gesund.

Nur die Figur wird deutlich schlaffer und bis man im Frühjahr wieder panisch an seiner Bikinifigur arbeiten muss, ist es noch ein langer Zeitraum. Warum diesen also nicht genießen? Falsch! Denn

Wohlbefinden, Figur und auch der Stress, wenn man hinterher alles daran gibt um abzunehmen, tut uns und unserem Körper nicht gut. Auch das Herz-Kreislauf-System wird durch Bewegung gefördert. Bleibt diese aus, kann es sogar zu gesundheitlichem Schaden kommen. Wer aber Angst davor hat, bei der Kälte krank zu werden, der kann beruhigt wieder joggen gehen, denn Wissenschaftler konnten feststellen, dass auch ein schneidender Wind unbedenklich ist - solange man durch die Nase atmet. Denn die Luft wird dadurch erwärmt und angefeuchtet. Wenn man vorher zu lange in der trockenen Heizungsluft gesessen hat, so ist Nasenbluten zunächst normal, auch das ist also keine Ausrede. Regelmäßiges kurzes Lüften beugt dem Nasenbluten vor, bleiben Sie also nicht zu Hause auf dem Sofa sitzen. Doch so weit kommt es nur im Extremfall, die Nase hilft sich meist selbst perfekt, denn sie beginnt zu laufen und sorgt so für genügend Feuchtigkeit, um ein Reißen vermeiden zu können.

Einer zu großen Belastung sollte man aber aus dem Wege gehen, denn eine solche führt zu einer Mundatmung, diese ist dann gesundheitsschädigend. Ansonsten kann man ruhig auch einmal Yoga oder Gymnastik vor dem Kamin machen, das entspannt und hält gleichzeitig fit und warm. Und das auch im Herbst und Winter, ohne dass man vorher zum Fitnessstudio laufen müsste. Auch auf die richtige Kleidung sollte nicht verzichtet werden. Hier ist das Zwiebelschalenprinzip der richtige Ansatz. Auch Thermo-Unterwäsche bietet enorme Vorteile gegenüber herkömmlicher, oder gar der Satinunterwäsche.

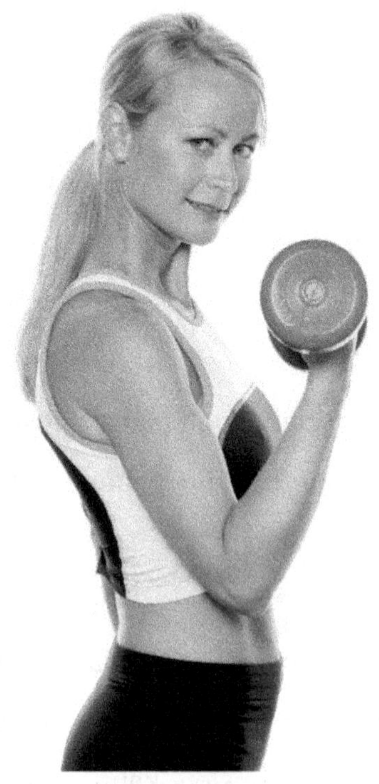

Abbildung 7 Wer regelmäßig Sport betreibt, benötigt die richtige Bekleidung. Thermo-Unterwäsche stellt eine gute Wahl dar.

18

Wer regelmäßig Sport betreiben will, der besorgt sich am besten Funktionsunterwäsche. Diese sorgt dafür, dass es immer schön warm bleibt und dass der Schweiß schnell von der Haut wegtransportiert wird. Ein Auskühlen ist so nahezu unmöglich und genau das sorgt, gerade im Herbst und Winter, für viele Krankheiten oder sogar Glieder- und Muskelschmerzen. Die zweite Schicht muss die Wärme isolieren, also am Körper behalten. Dies erreicht man am besten mit einem guten Fleece Stoff. Auch Unterhemden oder dünne Pullover aus Fleece kann man günstig im Laden erwerben, die Gesundheit und die Fitness werden es auf jeden Fall danken.

Auch fällt auf, dass beim Sport im Winter Hände und Füße sehr kalt werden können - und das, obwohl man selber eigentlich am Schwitzen ist. Dies ist eine Schutzreaktion des eigenen Körpers und muss nicht mit Besorgnis zur Kenntnis genommen werden. Vielmehr handelt es sich darum, dass der Organismus zuerst möglichst die lebenswichtigen Organe mit ausreichend Wärme versorgen will. An diesen Orten wird das Blut konzentriert. Hände und Füße werden in diesem Fall dann weniger durchblutet, mehr Blut wird deshalb nämlich nicht produziert. Abhilfe schaffen können hier Handschuhe und auch ein zweites Paar Socken, auch hier gibt es Fleece Varianten. Diese bieten Schutz und beugen leichten Erfrierungen vor, die ansonsten schnell eintreten können.

Doch viel wichtiger ist es, auf den Kopf zu achten, denn hier verliert ein Mensch am meisten an Wärme. Nachgewiesen wurden in etwa 40 Prozent der gesamten Wärme. Ein Stirnband reicht da im Winter oft nicht aus, um den Körper vor einer Unterkühlung zu bewahren, eine Mütze ist auf jeden Fall die sicherere Variante, um genügend Wärme im Kopfbereich zu isolieren. Der nächste Stichpunkt in Sachen Sport im Winter ist, dass dem Körper ausreichend Flüssigkeit zugeführt werden muss. Dies hat seinen Ursprung darin, dass wir, egal ob im Winter, Frühling, Sommer oder auch im Herbst, absolut gleich viel Wasser verlieren. Wie viel genau, hängt von der getätigten Sportart und der Belastungsgrenze ab. Wer denkt, das geht nicht, im Sommer schwitzt der Mensch doch so viel mehr, der muss bedenken, dass im Winter die trockene Luft vom Körper angefeuchtet werden muss. Dies sorgt für einen enormen Flüssigkeitsverbrauch, gerade beim Sport.

Der Durst kommt allerdings erst viel später, denn der Körper bemerkt überhaupt nicht, dass ihm Wasser fehlt. Dies kann schlimme Folgen haben. Es ist also unbedingt notwendig, in regelmäßigen Abständen zu trinken, egal ob man gerade Durst verspürt oder nicht. Andernfalls trocknen die Schleimhäute im Nasen- und im Rachenbereich schnell aus und es kann zu Blutungen kommen.

Ebenfalls funktioniert die Abwehr gegen Infektionen in diesem Fall nicht mehr einwandfrei und es kommt zu den gefürchteten Erkältungen.

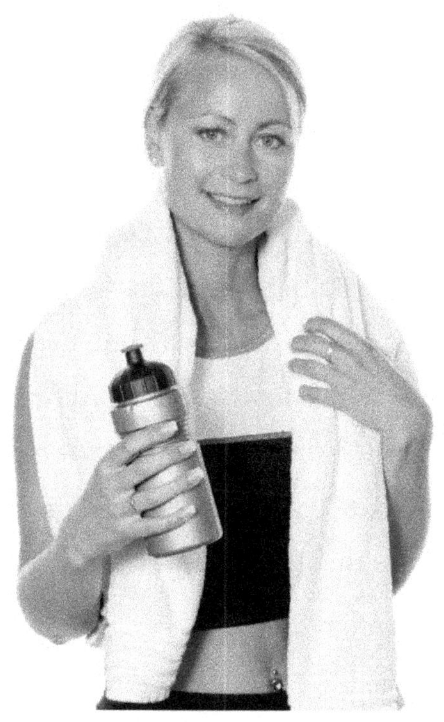

Abbildung 8 sorgen Sie beim Sport für ausreichend Flüssigkeit, um einer Erkältung vorzubeugen.

Schließlich ist das Immunsystem des Körpers durch die sportliche Belastung in diesem Moment sowieso schon schwächer als im Normalfall. Ein Spaß ist das nicht. Wird also der Verdacht eines

Infekts geäußert, sollte man schleunigst pausieren. Andernfalls kann dies schnell zu einer Herzmuskelentzündung führen. Im Winter gilt es demnach, sich realistische Ziele zu setzen und nicht zu übertreiben.

Man soll sich fit halten, aber keine Rekorde aufstellen, dies kann man im Sommer oder späterem Frühjahr tun. Doch auch der innere Schweinehund sollte vom Sofa gejagt werden. Ist kein Infekt in Sicht, sollte das kalte Wetter keine Ausrede gegen den Sport sein. Am besten helfen ein fester Trainingsplan und ein Sportpartner. Beides schafft zusätzliche Motivation und wenn auf alles gut geachtet und regelmäßig Sport betrieben wird, dann kann Sport im Winter eine echte Kur für die Seele sein. Außerdem kann man, wenn man ausreichend Sport betreibt, essen was man will und auch das dritte Stück Schoko Torte von der Tante macht dem Körper nicht mehr so viel aus, schließlich wird am Abend ja wieder geradelt oder gejoggt.

Wenn einen der Heißhunger packen möchte, dann sollte man allerdings schnell von Kuchen und anderen Süßigkeiten zurückschrecken. Denn hier könnten schnell Fettfallen lauern. Mehr noch: anschließend lockt einen der innere Schweinehund zu Couch und Chips. Der Sport bleibt dann noch schneller auf der Strecke. Ist man nämlich zu voll, macht Sport nicht wirklich Spaß. Für solche Heißhunger Attacken sollte man dann lieber genügend Obst, Gemüse oder auch Studentenfutter parat halten. Denn Obst, Gemüse und Nüsse machen nicht dick, sättigen dafür aber umso schneller. Der Heißhunger wird gestillt, die Figur bleibt top und das Wohlbefinden wird weder psychisch noch physisch angetastet - besser geht es doch eigentlich gar nicht, richtig?

Und das Beste: Obst, Gemüse und Nüsse liegen nicht so schwer im Magen, als dass der Sport hinterher beschwerlich werden könnte, der Spaßfaktor bleibt also auch erhalten!

4.   Gesundheit ist das A und O

Wer glaubt, für den Winter bestens gewappnet zu sein, der sollte schnell noch einmal alles überdenken. Denn Gesundheitsirrtümer sind weit verbreitet. Zum Beispiel lagern viele einen ganzen Vorrat an Vitamin C Tabletten in ihrem Medizinschränkchen. Ohne Erkältung durch den Winter kommen sie damit allerdings bestimmt nicht, denn Vitamin C Tabletten beugen keiner einzigen Infektion vor. Vitamin C hilft nur, einen Infekt schneller zu überstehen, es muss also schon ein Infekt vorhanden sein, damit die Vitamin C

Tablette überhaupt helfen kann. Helfen ist aber auch hier das falsche Wort, denn im Grunde lindert eine Vitamin C Tablette lediglich die Symptome, dem Infekt selber macht die Tablette absolut nichts aus. Genauso sieht es leider auch mit Zink aus, dieses ist für einen Infekt ebenso unschädlich wie ein Schmetterling für eine Blume.

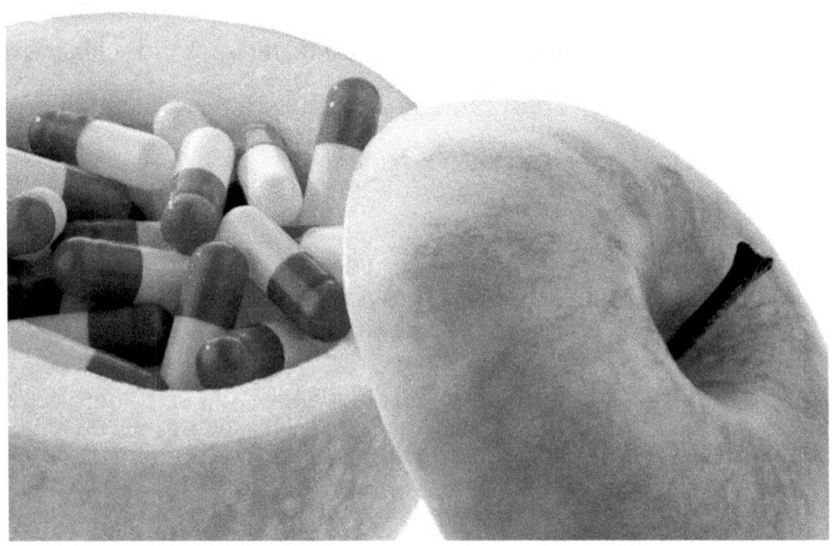

Abbildung 9 Achten Sie darauf, dass Ihr Körper genug Vitamin D bekommt, denn dieses ist noch wichtiger als das Vitamin C.

Viel wichtiger für den Körper ist das Vitamin D. Es wird auch Sonnenvitamin genannt und wird von der Haut produziert, sofern UV Strahlen den Weg zu unserer Haut finden. Warum das Vitamin D im Winter so wichtig für uns ist, ist leicht zu erklären. Es aktiviert die sogenannten Killerzellen. Diese greifen den Infekt dann tatsächlich an, somit benötigen wir in der dunklen Jahreszeit vor allem eines: Sonnenlicht.

Kein Wunder also, dass die kurzen und dunklen Tage unser Immunsystem so stark ausbremsen und dass es Erkältungen im Herbst und Winter besonders einfach haben. Schließlich leiden wir an einem Mangel an Vitamin D. Wer sein Immunsystem also wirklich stärken will, der sollte anstatt zu Zitronen oder Aspirin zu greifen lieber Lebertran oder Fisch zu sich nehmen. Diese enthalten nämlich zumeist relativ viel Vitamin D.

Ein weiterer bekannter Irrglaube besagt, dass übermäßig viel Sport zu einem übermäßig guten Immunsystem führen würde. Wer jeden Tag in der Woche joggt, dazu noch radelt und am Abend mit Freunden Schlittschuh fährt, wird nicht so häufig krank und wenn, dann leidet derjenige kaum - wenn ihn der Virus überhaupt einmal erwischen sollte. Schließlich soll die regelmäßige und lang anhaltende Bewegung dafür sorgen, dass auch Killerzellen und andere Infektionstöter sich ebenso schnell bewegen können wie wir und die Infektion so schneller bekämpft werden kann. Immerhin erleiden ja auch Krebspatienten viel seltener einen Rückfall, wenn diese genügend Sport betreiben.

Hier sollte schnell ein Riegel vorgeschoben werden, denn viel hilft nicht gleich ebenso viel! Zu intensives Training hilft nicht, im Gegenteil, es schadet dem Körper und dem Immunsystem. Wird der Sport zum Stressfaktor, nutzt sich der Körper schneller ab, auch erhöhen sich der psychische Druck und der übertriebene Ehrgeiz. Letztlich sind wir also sogar viel anfälliger für sämtliche Infekte. Schließlich lässt sich auch beobachten, dass Profisportler häufiger als Gelegenheitssportler mit Infekten zu kämpfen haben. Wer sich bereits einen Infekt eingefangen hat, der sollte schnell eine Pause vom Sport einlegen, bis der Infekt ganz verschwunden ist. Denn sonst kann eine einfache Erkältung schnell zu erheblichen Krankheiten führen. Dies geht sogar bis hin zu der bereits erwähnten, tödlichen Herzmuskelentzündung. Sport sollte man also gerade im Winter immer in Maßen und nur bei vollständiger Gesundheit genießen. Gegen einen schönen Spaziergang durch das Blättermeer ist allerdings nichts einzuwenden, ein solcher entspannt und sorgt ebenfalls für eine gute Figur, wenn er regelmäßig wahrgenommen wird.

Hat es einen dann doch einmal kalt erwischt, sollte man sich, gerade im Herbst und Winter, genügend Zeit für die Regeneration lassen. Hier verhält es sich genauso wie bei der Haut: erst heilen, dann präventiv vorbeugen.

Ein heißer Tee in Kombination mit genügend Schlaf und Ruhe kann Wunder bewirken, wenn es um eine unangenehme Wintererkältung geht. Denn der Tee unterstützt das Abwehrsystem im Kampf gegen die unlieben Eindringlinge. Kommt Fieber hinzu, muss dem Körper zusätzlich mit ausreichend Bettruhe geholfen werden. Des Weiteren sollten zwei bis drei Liter Flüssigkeit pro Tag nichts Ungewöhnliches sein, bevorzugt können Kräutertees helfen. Denn diese mildern die Erkältungssymptome und helfen so zu einem besseren Wohlbefinden, auch während einer Erkältung. Doch welcher Tee hilft eigentlich gegen welche Beschwerden? Oder sind alle Tees gleich gut? Nein! Kamillen Tee wirkt zum Beispiel entzündungshemmend. Dazu kann er auch noch Krämpfe lösen und besitzt eine antibakterielle Wirkung.

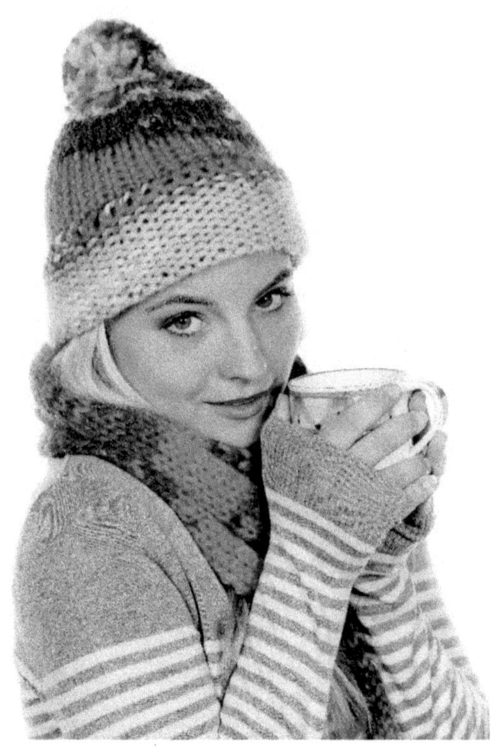

Abbildung 10 Teesorten gibt es auf dem Markt mittlerweile viele. Doch jeder Tee hat eine andere Funktion.

Bei Husten werden dagegen eher Lindenblüten Tee, Thymian oder auch Eibischwurzel empfohlen. Wird eine schweißtreibende Wirkung benötigt, sollte zu Holunderblüten Tee gegriffen werden, dieser vermehrt ebenfalls die Bronchialsekretion. Dies sind natürlich längst nicht alle Tees und alle Wirkungen. Am besten man fragt bei seinem Arzt oder in der Stammapotheke nach. Dort wird einem meist auch mit der richtigen Dosierung geholfen, denn auch diese spielt eine wichtige Rolle beim Heilungsprozess.

Vorbeugend können Wechselduschen ein wahres Wunder bewirken. Ganz wichtig ist jedoch, dass, wenn eine Erkältung bereits ausgebrochen ist, unbedingt auf Wechselduschen verzichtet werden sollte. Doch auch zu heißes Baden sollte vermieden werden, denn es hilft leider nicht dabei, wie oft angenommen, einen Infekt aus dem Körper zu jagen.

Auch mögen Vitamintabletten sicherlich praktisch sein, doch Obst und Gemüse ersetzen diese nicht. Denn nicht allein die Vitamine sorgen dafür, dass man gesund bleibt, sondern auch sekundäre Pflanzenstoffe wie zum Beispiel Flavonoide, Anthocyane und Carotinoide sind unerlässlich. Viel davon findet sich vor allem im Grünkohl und in Sanddorn, Weintrauben, Paprika sowie in Roter Beete. Denn diese stimulieren die Anzahl genauso wie die Aktivität der Abwehrzellen, nicht dagegen wie viele denken, übermäßiger Sport. Nahrungspräparate sind eine gute Ergänzung, aber nicht eine gesunde Ernährung.

Auch sollte dringend auf jeglichen unnötigen Stress verzichtet werden, denn, ob man es nun glauben mag oder nicht, zu viel Stress schadet unserem Immunsystem enorm. Denn allein der Witterungsumschwung ist schon eine unglaublich hohe Belastung für unsere Abwehrkräfte. Mal warme, mal kalte Tage, die immer mehr abfallenden Temperaturen und auch der Wechsel von der trockenen Wohnungsluft und dem kalten Wind draußen an der frischen Luft. All dies ist für den Körper schon genug Stress, seelischer, zusätzlicher Stress scheint also nahezu unerträglich für unseren Körper. Kraft und Energie sollten also gerade im Herbst und Winter getankt werden - und zwar so viel wie nur möglich.

5. Schön und gesund durch den Winter

Wer also schön und gesund durch die für viele unangenehme Jahreszeit gelangen möchte, der sollte auf einiges achten und auch einmal an die schönen Seiten der dunklen Jahreszeiten denken. Die bunten Blätter im Herbst, die schönen Schneeflocken im Winter und nicht zu vergessen der Tannenbaum am heiligen Abend. Die Tage sind zwar kürzer, doch die Luft frischer. Was hat dieses positive Denken mit einem gesunden Lebensstil zu tun?

Auf diese Weise kann man unnötigem Stress vorbeugen, indem man einfach in allem nur das Beste sieht. Dies hilft unserem Immunsystem enorm auf die Sprünge und wirkt gegen den Herbst Blues, ganz zu schweigen vom Unwohlsein an einsamen, kalten Winterstunden.

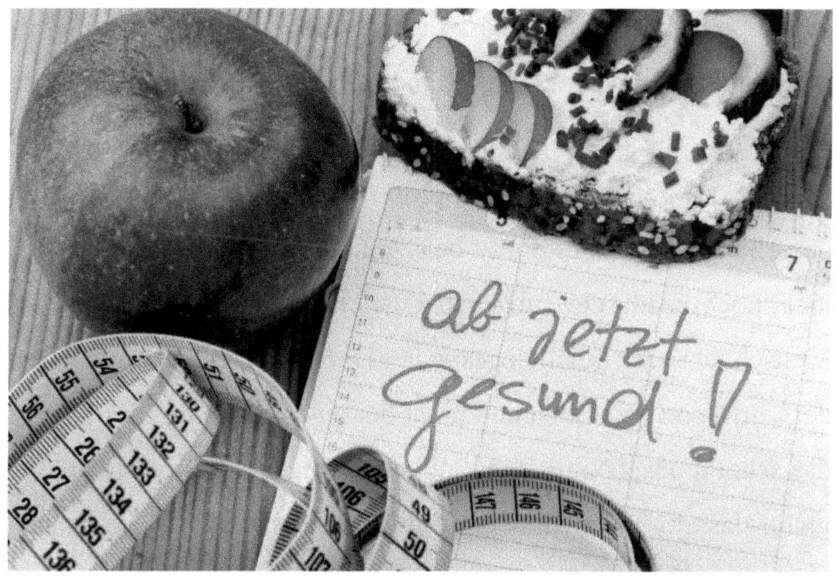

Abbildung 11 Stellen Sie jetzt Ihre Ernährung um, sehen Sie gesünder und schöner aus und fühlen Sie sich auch so.

Auch eine gesunde Ernährung ist wichtig, wobei hier auch eher auf das Vitamin D als auf das Vitamin C geachtet werden sollte. Menschen, die ungern Fisch essen, werden wenig begeistert sein, doch das Immunsystem dagegen schon. Auch ausreichend Obst und Gemüse sollte man zu sich nehmen, genauso wie Wasser, egal ob in Form von Tee oder ähnlichem. Hauptsache der Körper erhält genügend Flüssigkeit, um die Luft feucht zu halten und sich selbst ausreichend mit Wasser zu versorgen. Am besten hat man immer eine Thermokanne mit dabei und auch für zu Hause ist dies eine tolle Lösung, um immer daran erinnert zu werden, den Flüssigkeitshaushalt im Körper aufzustauen.

Keine Frage, auch der Sport sollte nicht zu kurz kommen, denn dauerhaft die Traumfigur zu besitzen, beugt ebenfalls Stress vor, mehr noch, es löst ein Zufriedenheitsgefühl aus und ein zufriedener Mensch lebt nachweislich gesünder. Doch man sollte immer daran denken: Sport in Maßen und nicht bei einer Erkältung, sonst kann das schnell unschöne Folgen mit sich bringen. Dies bedeutet aber nicht, dass man dem inneren Schweinehund eine Chance geben sollte.

Wer also gesund und achtsam mit seinem Körper lebt, der wird garantiert auch diesen Herbst und Winter gesund und schön sein und es auch bleiben. Ich wünsche Ihnen viel Erfolg beim Umsetzen dieser Ziele in die Realität. Wenn Sie diszipliniert bleiben, werden Sie es auch schaffen!